인지건강 증진을 위한

두뇌 훈련

탑클래스 두뇌발전소

탑클래스 두뇌발전소는 심신의학을 바탕으로 현대인들의 각종 두뇌 질환 및 건강한 두뇌 개발에 도움이 되고자 유튜브 채널 '탑클래스 두뇌발전소'를 운영하고 있다. 기억력, 집중력, 관찰력, 판단력, 언어능력 등 다양한 분야의 두뇌 훈련을 위한 두뇌게임을 비롯하여, 명상을 통한 두뇌 휴식법, 알면 도움 되는 유익한 건강 정보 등 약 1000개의 영상을 업로드하며 활동 중이다. 고령화 시대에 세계적으로 사회적 문제가 되고 있는 치매를 예방하기 위해, 두뇌 훈련 후 두뇌 휴식을 병행하는 프로그램을 고안하여, 따라 하면 누구나 스스로 치매를 예방할 수 있도록 하고 있다. 6만 명을 바라보는 구독자와 누적 조회 2100만 뷰를 넘기며, 더 많은 이들에게 바른 두뇌 건강법을 전달하기 위해 열정으로 노력하는 중이다. 즐거운 마음의 강력한 치유력을 믿는 탑클래스 두뇌발전소는 앞으로도 많은 이들이 즐거운 마음으로 치매 없는 삶을 영위할 수 있도록 최선을 다할 것이다.

▶ 탑클래스
두뇌발전소
유튜브

대한치매협회

2016년 8월 네이버 밴드 '치매이야기'로 출발하여 치매로부터 자유로운 세상, 치매가 있어도 불편하지 않은 세상, 행복하고 존엄한 노년이 보장되는 세상을 만들고자 2019년 1월 대한치매협회를 정식 발족하였다. 가르치고 배우면서 서로 성장한다는 교학상장(敎學相長)을 모토로 치매아카데미, 역량강화학교, 치매예방학교, 치매전문학교, 웰에이징학교, 웰다잉학교, 장기요양학교, 시니어비즈니스학교, 특별양성학교, 디지털역량강화학교, 심리상담학교, 치매예방마술, 역사인문학교실, 독서클럽, 연구분과, 자격과정 등의 각종 프로그램을 운영하였다. 치매 환자와 가족이 안심하고 살아갈 수 있는 인적·물적 환경을 조성하여 지역사회돌봄(커뮤니티케어)을 구축하고자 치매와 고령사회에 대한 양질의 정보를 제공하고 있으며, 온/오프라인 교육 및 학술 활동을 통한 치매 전문인력 양성, 배움과 나눔을 통한 치매에 대한 올바른 이해와 치매 인식개선 활동, 회원 간/기관 간/지역 간의 네트워크 강화와 활성화, 치매예방·치매돌봄·치매치료에 대한 비의료적 개입의 연구개발 및 보급에 적극적으로 임하고 있다.

치매이야기(고령사회) 밴드 http://band.us/@dementia
대한치매협회 홈페이지 http://www.dementia.kr
채널 모음 https://linktr.ee/k_dementia

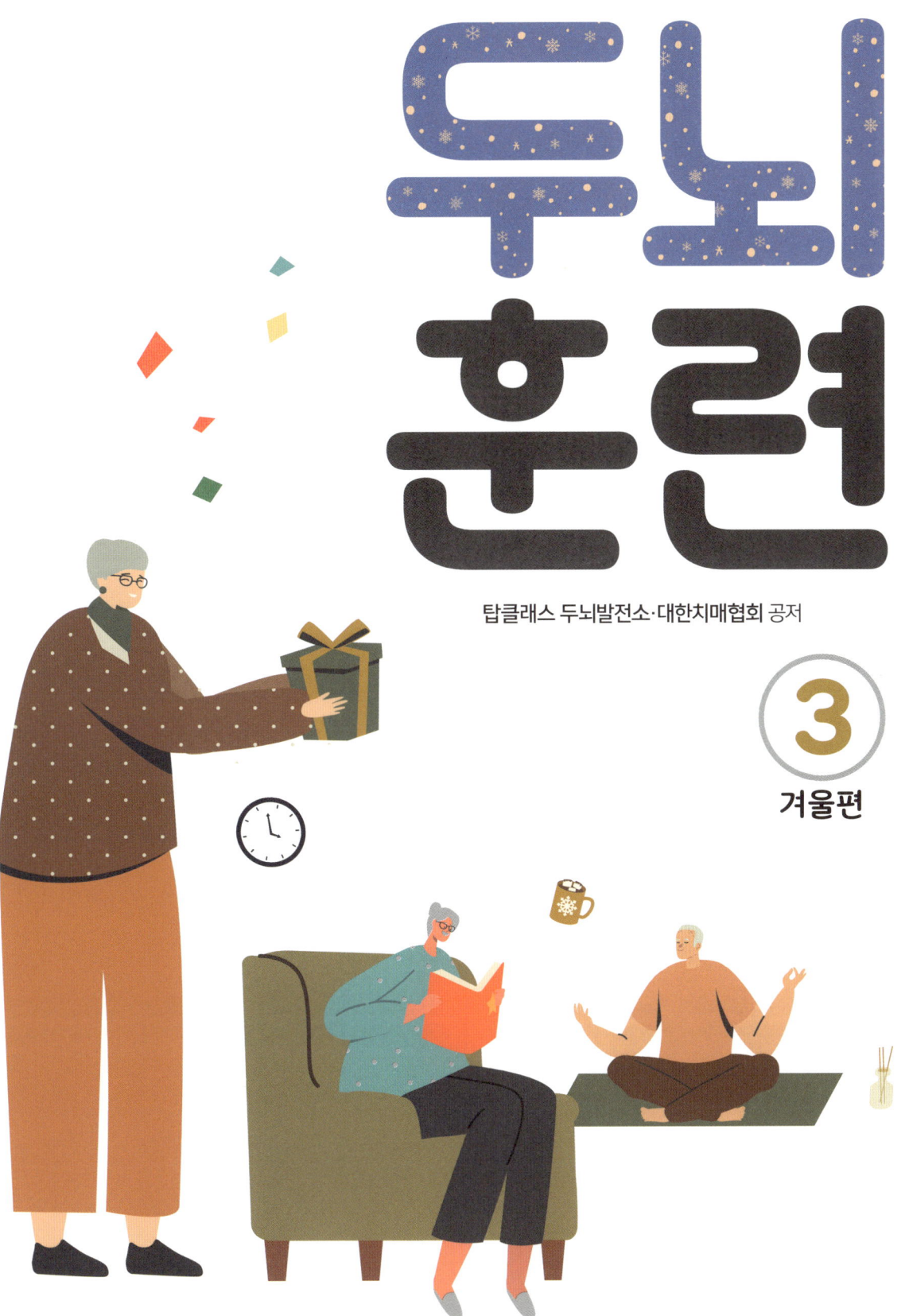

시니어 에듀

인지건강 증진을 위한

두뇌 훈련

탑클래스 두뇌발전소·대한치매협회 공저

3

겨울편

동양북스

요즘 주변을 돌아보면, 단순 건망증에도 '혹시 내가 치매는 아닐까?' 염려하는 사람들이 많습니다. 자연스러운 노화 현상인 기억력 감퇴나 신체 기능 저하일 수 있음에도 미리 걱정하고 두려워하는 이유는, 치매가 아직 발병 원인조차 명확히 밝혀지지 않은, 완치할 수 없는 병이기 때문입니다. 이는 치매 예방의 중요성이 강조되는 이유이기도 합니다.

치매를 예방하고 건강하게 두뇌를 발전시키기 위해서는 꾸준한 훈련을 통해 두뇌 세포를 활성화하고, 바른 휴식법으로 두뇌 능력을 강화하는 것이 중요합니다. 그리고 이러한 훈련에 앞서 무엇보다 중요한 것은, 하루하루 건강하게 변화하는 두뇌를 생각하며 즐거운 마음으로 훈련과 휴식에 임하는 것입니다. 이러한 즐거운 마음가짐은, 언제 나에게 올지 모를 치매에 대비하기 위해 노력한다는 마음가짐보다 훨씬 강력한 치유 효과를 발휘합니다.

이 책은 치매 예방의 핵심이 되는 두 가지, 두뇌 훈련(게임)과 두뇌 휴식(명상)을 중점으로 구성하여 두뇌 강화 효과가 극대화될 수 있도록 하였습니다.

첫 번째, 25가지 재밌는 두뇌 게임으로 이루어진 두뇌 훈련은, 반복과 집중을 통해 뇌에 건강한 자극을 줌으로써 신경세포의 기능을 향상하고, 세포 간 연결망인 시냅스를 활성화합니다. 기억력, 집중력, 관찰력, 판단력, 언어 능력, 계산 능력 등 인지 능력이 재밌는 게임을 하는 동안 체계적으로 발달할 수 있도록 구성하였습니다. 아름다운 색상의 예쁜 그림들로 이루어진 게임을 꾸준히 하다 보면 마음이 밝아지고, 힐링 되어 두뇌 건강 증진에 많은 도움이 됩니다.

두 번째, 쉬어가기 코너에 구성된 명언 명상으로 두뇌 휴식을 하면, 두뇌 훈련의 효과를 최대화할 수 있습니다. 처음 명상을 접하는 분도 천천히 순서대로 따라 하며 5분이라도 꾸준히 실천하면, 두뇌 휴식의 효과를 볼 수 있습니다. 출렁이는 물결이 잦아들면 고요해진 물속이 깨끗이 보이듯, 바른 휴식을 통해 잡념이 쉬어지면 두뇌의 모든 능력은 저절로 향상됩니다.

교재는 매월 1권, 총 12권으로 이루어져 있습니다. 봄, 여름, 가을, 겨울, 계절별로 두뇌 훈련 프로그램이 마무리될 수 있도록 구성하여, 성취감을 느끼며 두뇌 훈련을 지속할 수 있습니다. 총 25종류의 두뇌 게임과 추가적인 부가 활동이 수록되어 있어, 재밌게 게임을 하다 보면 자연스럽게 다방면의 인지 능력을 고루 향상하고, 한층 더 강화할 수 있습니다. 한 권의 책 안에서 난이도 조절을 통해 효율적으로 두뇌 능력을 개선할 수 있도록 유의하였습니다.

　　탑클래스 두뇌발전소는 두뇌 건강의 근본이 되는 심리적 치유와 함께 효과적으로 두뇌 능력을 향상하는 방법들을 모색하고, 연구해 오고 있습니다. 두뇌 게임을 통한 두뇌 훈련 후 휴식(명상)을 함으로써 두뇌 강화 효과를 극대화하는 프로그램을 고안하는 등 지속적인 연구를 거듭하며 치매 예방 및 모든 연령대의 두뇌 개발에 도움이 되길 바라는 마음을 담아 유튜브 채널 '탑클래스 두뇌발전소'를 운영하고 있습니다.

　　이 책을 작업하며, 치매로부터 자유로운 세상이 되길 바라는 희망을 나눌 수 있어 뜻깊고, 보람된 시간이었습니다. 좋은 기회를 제안해 주신 대한치매협회 조범훈 회장님과 협회 강사님들께 감사드리며, 이 교재의 출간이 많은 분들께 치매 없이 건강하고, 심신의 행복이 충만한 삶의 초석이 될 수 있기를 바랍니다.

탑클래스 두뇌발전소

이제 우리나라는 노인 1천만 명, 치매 환자 1백만 명 시대를 맞이하고 있습니다. 2000년 고령화 사회(aging society: 7%)에서 2017년 고령사회(aged society: 14%)를 거쳐, 이제 초고령사회(super aged society: 20%)에 진입했습니다.

고령화에 따라 많아지고 있는 치매는 뇌의 인지기능에 문제가 발생하는 대표적인 질환이라고 할 수 있습니다. 치매는 여러 가지 다양한 원인으로 뇌기능이 손상되어 후천적으로 인지력에 문제가 생기는 질환입니다. 노년에 가장 두려워하는 질환이 치매라고 합니다.

인간에게 가장 중요한 기능 중 하나는 '인지(認知, cognition) 능력'이라고 할 수 있습니다. 사람에 따라서 조금씩 다를 수는 있겠지만 나이가 들어감에 따라 인지기능은 노화과정과 더불어 점차 감퇴하는 경향이 있습니다.

인지력 저하가 되지 않도록 예방하는 것이 무엇보다 중요하며, 만약 치매에 걸렸다면 진행 속도를 최대한 늦추는 것이 필요합니다. 이를 위해서는 적극적이고 꾸준한 두뇌 활동을 해야 합니다. 용불용설(用不用說), 뇌는 자극하고 사용하면 사용할수록 더 건강해질 수 있기 때문입니다.

치매가 진단되어 어려움을 겪는 어르신들은 물론, 인지기능이 약해지신 분들, 건강한 어르신들의 평소 꾸준하고 적극적인 두뇌 활동을 통해 뇌의 예비용량을 키워두면 인지 건강을 유지, 향상할 수 있습니다.

본 교재는 舊노년뿐만 아니라 베이비부머 등 新노년의 눈높이에 맞는 세련되고 신세대적 감각의 디자인으로 춘하추동, 봄/여름/가을/겨울 4계절을 주제로 하는 내용과 그림으로 구성하였습니다.

치매로부터 자유로운 세상, 치매가 있어도 불편하지 않은 세상, 행복하고 존엄한 노년이 보장되는 세상이 되기를 희망합니다.

대한치매협회 회장 / 치매이야기 대표

조범훈 사회복지학 박사

1주

2주

차례

1_주

1 취미를 말해 봐요

지남력 퀴즈

자기인지력

🔔 저는 요즘에 입을 따뜻한 스웨터를 짜기 위해 뜨개질을 열심히 하고 있답니다.

> 당신의 취미나 좋아하는 일 한 가지를 말해 봐요.

나의 취미: _____

2 순서대로 기억해 봐요

순서 맞히기

 아래 그림을 순서대로 잘 기억해 주세요. 뒷장에 퀴즈가 있습니다.

20초가 지났어요. 천천히 페이지를 넘겨 보세요.

앞서 관찰한 그림을 순서대로 잘 배열한 것은 어느 것일까요?

1

2

3

4

3 낱말의 끝말을 이어 봐요

끝말잇기

🔔 제시어를 보고 선을 따라 끝말잇기를 이어 가 보세요.
   빈칸을 채워 보세요.

출발   미 소

도착

갖은 야채와 치즈가 들어간 맛있는 샌드위치가 있어요.
서로 다른 두 곳을 찾아 ○해 보세요.

그림에 보이는 샌드위치 재료를 보이는 대로 말해 봐요.

5 수를 순서대로 짚어 봐요

 숫자 빨리 짚기

월   일   요일

순발력

🔔 1~12의 수가 있습니다. 큰 수부터 순서대로 빠른 시간 내에 짚어 보세요.

02   12   04   09

10   06   01   07

05   08   11   03

16

6 초성을 보고 낱말을 맞혀 봐요

언어력

 두 가지 채소 이름의 초성이 있어요. 아래 초성을 보고 채소 이름을 맞게 써 보세요.

ㅇ   ㅍ

ㅇ   ㅍ

ㅁ ㄴ ㄹ

ㅁ   ㄴ   ㄹ

🔔 알록달록 다양한 색의 물고기들이 많이 있어요. 아래 그림과
같은 물고기를 오른쪽 페이지에서 찾아 ○해 보세요.

🔔🔔 아래와 같은 물고기를 오른쪽 페이지에서 찾아 색이 없는
부분을 똑같이 칠해 봐요.

관찰력

8 회전된 그림을 맞혀 봐요

그림 회전 퀴즈

공간지각력

보 기

🔔 보기와 같은 방향으로 회전한 가방은 몇 번인가요?

① ② ③ ④

🔔🔔 보기와 같은 방향으로 회전한 가방을 그려 보세요.

다른 그림을 찾아봐요

🔔 빛나는 멋진 구두가 많이 있어요. 다른 구두 한 켤레를 찾아보세요.

☕ 다른 그림의 어느 부분이 어떻게 다른지 말해 봐요.

10 낱말의 끝말을 이어 봐요

끝말잇기

언어력

 제시어를 보고 끝말잇기를 이어 가 보세요. 순서대로 빈칸을 채워 보세요.

여 ① 행

11 얼마인지 맞혀 봐요

화폐 퀴즈

🔔 여러 종류의 지폐와 동전이 있어요. 아래 질문에 답을
써 보세요.

1 모두 합하면 얼마인가요? _____원

2 그림 속 1만 원권에서 5천 원권을 빼면 얼마인가요?

_____원

같은 그림을 찾아봐요

집중력

 예쁜 꽃들이 많이 피어 있어요. 같은 꽃 두 송이를 찾아 ○해 보세요.

13 초성을 보고 낱말을 맞혀 봐요

언어력

 두 가지 동물 이름의 초성이 있어요. 아래 초성을 보고 동물 이름을 맞게 써 보세요.

ㄴ ㄱ ㄹ

ㄴ   ㄱ   ㄹ

ㄱ ㅇ ㅇ

ㄱ   ㅇ   ㅇ

서로 다른 곳을 찾아봐요

 이발소에 머리를 멋지게 다듬으러 왔어요. 서로 다른 두 곳을 찾아 ○해 보세요.

내가 즐겨 이용하는 미용실이 있다면 상호명을 말해 봐요.

없는 수를 찾아봐요

없는 수 찾기

수리력

 21~34의 수가 있어요. 없는 수 두 개를 찾아보세요.

21 22 23 24

26 27 28 29

30 32 33 34

 두 개의 답을 더하면 얼마인가요?

두뇌 휴식을 위한
명언 명상

명언 명상은 자연의 소리와 함께
명언을 들으며 두뇌를 휴식하는 명상입니다.
방 안의 불을 켜면 어둠은 자연히 일시에 사라지듯,
명언을 3번 반복해서 듣는 동안 마음은 밝아지고, 편안해집니다.
명상을 하면 뇌파는 알파파, 세타파로 변하여
통찰력, 기억력 등 모든 두뇌의 능력이 향상됩니다.

🪷 명상하기

1

편안한 자세로 척추를 펴고 앉습니다.
허리와 어깨의 긴장을 풀어 봅니다.
앉는 자세가 힘드신 분은 눕거나
기대서도 좋습니다. 누워서 하시는 분은
잠들지 않도록 유의합니다.

2

고개를 앞, 뒤, 좌우로 천천히 돌려
목의 긴장을 풉니다. 눈을 살며시 감고,
눈썹과 눈썹 사이 미간의 긴장을
풀어 봅니다.

3

온몸을 편안하게 이완하는 심호흡을
해 봅니다. 코로 숨을 깊이 들이쉬고,
입으로 숨을 천천히 내쉽니다.
코로 숨을 들이쉴 때는 아랫배가
나오고, 입으로 숨을 내쉴 때는
아랫배가 들어갑니다. 3번 반복합니다.
심호흡 후엔 자연스럽게 호흡합니다.

4

자연의 소리와 함께 명언을 들으며
휴식해 봅니다. 명언을 들을 때
잡념으로 인해 집중되지 않더라도
상관하지 않습니다. 알아차리는 순간,
다시 명언을 듣는 데 집중할 뿐 따로
생각을 없애려 하지 않습니다.

5

명언을 기억하려 노력하지
않아도 됩니다. 3번 반복을
통해 지혜는 밝아지고, 자연히
두뇌가 휴식합니다.

6

처음엔 하루 1개의 명언 명상도 좋습니다.
내가 부담 없이 편안히 할 수 있는
시간부터 조금씩 늘려 갑니다.
한 번에 긴 시간을 불규칙적으로
하기보다 매일 짧은 시간이라도
규칙적으로 하는 것이 더 효과적입니다.

오늘의 명언

평소 좋아하던 만화가의 사인이 담긴 그림을
선물로 받은 아이가 기뻐하며 말했다.
"이렇게 멋진 그림을 1분 만에 그리시다니
정말 대단하시네요."
그러자 만화가는 웃으면서 말했다.
"그 그림을 그릴 수 있을 때까지 30년이
걸렸단다."

– <따뜻한 하루>중에서

2주

 교재와 함께 즐기는
〈탑클래스 두뇌발전소〉 유튜브 두뇌 건강 게임

관찰력과 주의력을 향상시키는
서로 다른 곳 찾기

판단력과 집중력을 높이는
같은 그림 찾기

1 계절을 말해 봐요

시간인지력

🔔 매일 재밌게 두뇌 게임을 하다 보니 시간이 금방 지나가는 것 같아요.

지금 계절: _____

3개월 뒤 계절: _____

2 낱말과 색을 바르게 맞춰 봐요

낱말 색 맞추기

언어지각력

🔔 낱말의 뜻과 색이 일치하는 것을 찾아 ○해 보세요.

초록　　노랑　　빨강

빨강　　파랑　　초록

빨강　　노랑　　파랑

노랑　　파랑　　초록

 '초록'이란 글자는 모두 몇 개인가요?

33

🔔 각종 과일을 판매하는 과일가게가 있어요. 서로 다른 두 곳을 찾아 ○해 보세요.

양쪽 그림에서 지붕 아래 매달려 있는 노란 바구니는 모두 몇 개인가요?

4 낱말의 끝말을 이어 봐요

끝말잇기

🔔 제시어를 보고 선을 따라 끝말잇기를 이어 가 보세요. 빈칸을 채워 보세요.

출발 **선 수**

도착

5 수를 순서대로 짚어 봐요

숫자 빨리 짚기

순발력

 1~12의 수가 있습니다. 작은 수부터 순서대로 빠른 시간 내에 짚어 보세요.

05	열	08	셋
일곱	12	01	십일
02	09	사	06

6 숨은 그림을 찾아봐요

 맛있는 빵과 디저트들이 진열되어 있어요. 아래 그림과 같은 빵을 오른쪽 페이지에서 찾아 ○해 보세요.

 아래 그림은 어떤 것의 일부인지 해당하는 디저트들을 오른쪽 페이지에서 찾아보세요.

7 세 자릿수 낱말을 맞혀 봐요

자릿수 낱말 게임

언어력

 보기와 같이 질문에 맞는 답을 말해 봐요.

보 기

채소 이름 세 자릿수 낱말 3개를 말해 보세요.

양배추, 단호박, 도라지

1 동물 이름 세 자릿수 낱말 3개를 말해 보세요.

2 과일 이름 세 자릿수 낱말 3개를 말해 보세요.

8 자세히 관찰하고 기억해 봐요

기억력

 아래 그림을 잘 관찰해 주세요. 뒷장에 퀴즈가 있습니다.

탑클래스
동물마을

 60초가 지났어요. 천천히 페이지를 넘겨 보세요.

앞서 관찰한 그림에서 없었던 동물은 몇 번인가요?

①

②

③

④

9 다른 그림을 찾아봐요

다른 그림 찾기

🔔 위이~~이잉! 갖은 재료를 갈 수 있는 주방용 믹서기가 있어요. 다른 믹서기 두 개를 찾아 ○해 보세요.

☕ 다른 그림의 어느 부분이 어떻게 다른지 말해 봐요.

10 낱말의 끝말을 이어 봐요

끝말잇기

언어력

 제시어를 보고 끝말잇기를 이어 가 보세요. 순서대로 빈칸을 채워 보세요.

예 | ① 의 | |

| ② | | ③

| | |

11 순서대로 계산해 봐요

계산 기차놀이

계산력

 길을 따라 순서대로 계산하여 빈칸을 채워 보세요.

14

-7

+33

-18

Finish

도착

12 같은 그림을 찾아보요

같은 그림 찾기

 알록달록 예쁜 겨울 양말이 많이 있어요. 같은 양말 두 짝을 찾아 ○해 보세요.

46

13 순서대로 기억해 봐요

순서 맞히기

기억력

🔔 아래 그림을 순서대로 잘 기억해 주세요. 뒷장에 퀴즈가 있습니다.

 "이요"

40초가 지났어요. 천천히 페이지를 넘겨 보세요.

퀴즈 앞서 관찰한 그림을 순서대로 잘 배열한 것은 어느 것일까요?

14 초성을 보고 낱말을 맞혀 봐요

언어력

초성 게임

🔔 <u>명절과 관계된 두 가지 낱말의 초성이 있어요. 아래 초성을 보고 명절과 관계된 낱말을 맞게 써 보세요.</u>

🔔 눈 내린 어느 겨울날, 가족들이 함께 여행을 왔어요. 서로 다른 두 곳을 찾아 ○해 보세요.

겨울날, 가족들과 함께 여행을 간 추억이 있나요? 있다면 말해 봐요.

스트레스는 과연 해로울까?

미국에서 8년 동안 성인 3만 명을 대상으로 스트레스와 사망 위험률과의 관계를 연구하였습니다. 작년 한 해 동안 본인이 받은 스트레스가 얼마나 컸으며, 또 얼마나 스트레스가 건강에 해롭다고 믿는지를 조사했습니다.

그 연구 결과 스트레스를 아주 많이 받았다고 대답한 사람들의 사망 위험률이 40% 이상 높았으며, 놀라운 사실은 그 중에서도 특히 스트레스가 건강에 해롭다고 믿었던 사람들만 사망 위험이 증가했다는 것이었습니다.

이와 반대로 아주 많은 스트레스를 받았다고 했지만, 실제로 스트레스가 해롭지 않다고 믿은 사람들은 심지어 스트레스를 거의 받지 않는다고 했던 사람들보다도 사망률이 낮았습니다.

연구원들은 8년 동안 연구를 진행하면서 18만 2000명의 미국인들이 스트레스가 건강을 해친다는 믿음 때문에 조기에 사망했음을 발견했습니다. 즉, 스트레스에 대한 부정적인 인식이 사망률에 영향을 미쳤다는 것으로, 스트레스를 받는 상황보다 그 스트레스를 어떻게 생각하는지에 따라 우리가 받는 영향이 달라진다는 것을 의미합니다.

스트레스 연구의 대가 셀리에 박사는 스트레스를 '자극에 대한 반응'이라고 정의합니다. 내 삶의 스트레스는 무엇 때문이나 누구 때문에 비롯되는 것이 아닌 내가 어떻게 그것을 생각하고, 받아들이느냐에 달렸다는 말이 됩니다.

치매를 비롯한 온갖 병의 근원이 된다는 스트레스는 결국 실질적인 상황보다 그 상황을 어떻게 받아들이는지, 내 마음의 선택에 따라 달라진다는 것을 알 수 있습니다. 이는 치매 예방의 중요한 지침이 됩니다.

3주

교재와 함께 즐기는
〈탑클래스 두뇌발전소〉 유튜브 두뇌 건강 게임

기억력과 주의집중력을 높이는
기억력 게임

언어력과 기억력을 강화하는
초성 게임

1 지역을 말해 봐요

 미국의 수도는 워싱턴, 중국의 수도는 베이징, 영국의 수도는 런던이네요.

우리나라 수도: _____

2 순서대로 기억해 봐요

순서 맞히기

기억력

🔔 <u>아래 숫자와 순서를 잘 관찰하여 기억해 주세요. 뒷장에
퀴즈가 있습니다.</u>

 20초가 지났어요. 천천히 페이지를 넘겨 보세요.

퀴즈 앞서 관찰한 숫자를 순서대로 잘 배열한 것은 어느 것일까요?

① 257

② 527

③ 257

④ 527

3 낱말의 끝말을 이어 봐요

끝말잇기

언어력

 제시어를 보고 선을 따라 끝말잇기를 이어 가 보세요.
빈칸을 채워 보세요.

출발 **가 위**

도착

4 서로 다른 곳을 찾아봐요

🔔 맛있는 음식이 푸짐하게 차려진 밥상이 있어요. 서로 다른 세 곳을 찾아 ○해 보세요.

명절에 먹는 음식 중 가장 좋아하는 음식을 말해 봐요.

5 수를 순서대로 짚어 봐요

숫자 빨리 짚기

순발력

🔔 51~62의 수가 있습니다. 작은 수부터 순서대로 빠른 시간 내에 짚어 보세요.

6 초성을 보고 낱말을 맞혀 봐요

초성 게임

언어력

🔔 두 가지 곤충 이름의 초성이 있어요. 아래 초성을 보고 곤충 이름을 맞게 써 보세요.

ㅅ ㅁ ㄱ

ㅅ ㅁ ㄱ

ㅁ ㄸ ㄱ

ㅁ ㄸ ㄱ

숨은 그림을 찾아봐요

🔔 다양한 미술용품이 나열되어 있어요. 아래 그림과 같은 것을 오른쪽 페이지에서 찾아 ○해 보세요.

🔔🔔 아래와 같은 미술용품을 오른쪽 페이지에서 찾아 색이 없는 부분을 똑같이 칠해 봐요.

8 회전된 그림을 맞혀 봐요

그림 회전 퀴즈

공간지각력

보 기

🔔 보기와 같은 방향으로 회전한 테이프는 몇 번인가요?

① ② ③ ④

🔔🔔 보기와 같은 방향으로 회전한 텔레비전을 그려 보세요.

9 다른 그림을 찾아보요

집중력

🔔 따뜻한 차를 우려서 마실 수 있는 예쁜 주전자가 있어요.
다른 주전자 한 개를 찾아보세요.

☕ 겨울에 즐겨 마시는 차가 있나요? 있다면 말해 보요.

10 낱말의 끝말을 이어 봐요

끝말잇기

언어력

🔔 제시어를 보고 끝말잇기를 이어 가 보세요. 순서대로 빈칸을 채워 보세요.

우 선 ❶

❷

❸

11 시간을 알아봐요

시간 계산 놀이

계산력

보 기

2시간 전

🔔 보기와 같이 2시간 전을 가리킨 시계는 몇 번인가요?

① ② ③ ④

🔔🔔 시간을 계산하여 정답을 그려 보세요.

1시간
15분 후

12 같은 그림을 찾아봐요

같은 그림 찾기

집중력

 예쁜 화분에 심어진 선인장이 많이 있어요. 같은 그림 두 개를 찾아 ○해 보세요.

13 초성을 보고 낱말을 맞혀 봐요

초성 게임

언어력

 두 가지 과일 이름의 초성이 있어요. 아래 초성을 보고 과일 이름을 맞게 써 보세요.

ㅊ ㅇ

ㅊ ㅇ

ㅇㄹㅈ

ㅇ ㄹ ㅈ

반짝반짝 화려한 액세서리들이 많이 있어요. 서로 다른 두 곳을 찾아 ○해 보세요.

알고 있는 보석 이름 두 가지를 말해 봐요.

71~88의 수가 있어요. 없는 수 두 개를 찾아보세요.

71 72 73 74

75 76 77 79

80 81 82 83

84 85 87 88

 세 번째로 큰 짝수는 무엇인가요?

74

두뇌 휴식을 위한
명언 명상

명언 명상은 자연의 소리와 함께
명언을 들으며 두뇌를 휴식하는 명상입니다.
방 안의 불을 켜면 어둠은 자연히 일시에 사라지듯,
명언을 3번 반복해서 듣는 동안 마음은 밝아지고, 편안해집니다.
명상을 하면 뇌파는 알파파, 세타파로 변하여
통찰력, 기억력 등 모든 두뇌의 능력이 향상됩니다.

🪷 명상하기

1

편안한 자세로 척추를 펴고 앉습니다.
허리와 어깨의 긴장을 풀어 봅니다.
앉는 자세가 힘드신 분은 눕거나
기대셔도 좋습니다. 누워서 하시는 분은
잠들지 않도록 유의합니다.

2

고개를 앞, 뒤, 좌우로 천천히 돌려
목의 긴장을 풉니다. 눈을 살며시 감고,
눈썹과 눈썹 사이 미간의 긴장을
풀어 봅니다.

3

온몸을 편안하게 이완하는 심호흡을
해 봅니다. 코로 숨을 깊이 들이쉬고,
입으로 숨을 천천히 내쉽니다.
코로 숨을 들이쉴 때는 아랫배가 나오고,
입으로 숨을 내쉴 때는 아랫배가
들어갑니다. 3번 반복합니다.
심호흡 후엔 자연스럽게 호흡합니다.

4

자연의 소리와 함께 명언을 들으며
휴식해 봅니다. 명언을 들을 때
잡념으로 인해 집중되지 않더라도
상관하지 않습니다. 알아차리는 순간,
다시 명언을 듣는 데 집중할 뿐 따로
생각을 없애려 하지 않습니다.

5

명언을 기억하려 노력하지
않아도 됩니다. 3번 반복을
통해 지혜는 밝아지고, 자연히
두뇌가 휴식합니다.

6

처음엔 하루 1개의 명언 명상도 좋습니다.
내가 부담 없이 편안히 할 수 있는
시간부터 조금씩 늘려 갑니다.
한 번에 긴 시간을 불규칙적으로
하기보다 매일 짧은 시간이라도
규칙적으로 하는 것이 더 효과적입니다.

오늘의 명언

옛날 도를 깨달은 분은

곤궁해도 즐거워하고

출세를 해도 즐거워하였다.

그가 즐거워하는 것은

곤궁이나 출세 때문이 아니니

곤궁과 출세는 바깥일이다.

– <도가귀감>

4주

 교재와 함께 즐기는
〈탑클래스 두뇌발전소〉 유튜브 두뇌 건강 게임

두뇌 건강을 증진하고 인지 능력을
고루 발달시키는
다양한 두뇌게임 모음

짧은 시간 안에 두뇌의 복합적 능력을
향상시키는
다양한 두뇌게임 심화버전 모음

1 기억나는 사람을 말해 봐요

지남력 퀴즈

 오늘 텔레비전에서 제가 젊은 시절 좋아했던 노래가 나와 즐겁게 따라 불렀어요.

당신의 청년 시절에 좋아했던 가수나 배우 이름을 말해 봐요.

가수 이름: _____

배우 이름: _____

2 낱말과 색을 바르게 맞춰 봐요

낱말 색 맞추기

언어지각력

🔔 낱말의 뜻과 색이 일치하는 것을 찾아 ○해 보세요.

보라   노랑   노랑

파랑   빨강   보라

빨강   초록

초록   파랑   보라

초록

☕ 보라색 낱말은 모두 몇 개인가요?

3 서로 다른 곳을 찾아봐요

🔔 아름다운 음악을 연주할 수 있는 다양한 악기가 많이 있어요.
서로 다른 두 곳을 찾아 ○해 보세요.

즐겨 듣거나 연주할 수 있는 악기가 있나요? 있다면 말해 봐요.

4 낱말의 끝말을 이어 봐요

끝말잇기

언어력

🔔 제시어를 보고 선을 따라 끝말잇기를 이어 가 보세요. 빈칸을 채워 보세요.

🔔 <u>1~20의 수가 있습니다. 큰 수부터 순서대로 빠른 시간 내에</u>
   <u>짚어 보세요.</u>

여덟

2

십

07

다섯

17

1

13

이십

구

셋

16

십오

19

06

12

넷

십일

14

십팔

6 숨은 그림을 찾아보요

🔔 알록달록 예쁜 소파들이 많이 있어요. 아래 그림과 같은 것을 오른쪽 페이지에서 찾아 ○해 보세요.

관찰력

85

7 두 자릿수 낱말을 맞혀 봐요

🔔 **보기와 같이 질문에 맞는 답을 말해 봐요.**

보 기

탈것 이름 두 자릿수 낱말 3개를 말해 보세요.

버스, 기차, 트럭

---

1 꽃 이름 두 자릿수 낱말 3개를 말해 보세요.

2 채소 이름 두 자릿수 낱말 3개를 말해 보세요.

8 자세히 관찰하고 기억해 봐요

관찰 퀴즈

기억력

 아래 그림을 잘 관찰해 주세요. 뒷장에 퀴즈가 있습니다.

나건강

김기쁨

강건한

나행복

나행운

이운명

강지킴

강한나

나희망

 90초가 지났어요. 천천히 페이지를 넘겨 보세요.

앞서 관찰한 그림과 이름이 다르게 표시된 사람은 누구인가요?

①

나건강

②

김예쁨

③

나희망

④

강건한

9 다른 그림을 찾아봐요

다른 그림 찾기

집중력

🔔 푸른색의 예쁜 자전거가 많이 있어요. 다른 자전거 두 대를 찾아 ○해 보세요.

 내가 가장 자주 이용하는 교통수단은 어떤 것인지 말해 봐요.

낱말의 끝말을 이어 봐요

 제시어를 보고 끝말잇기를 이어 가 보세요. 순서대로 빈칸을 채워 보세요.

고   ①개

②

③

11 옷값을 계산해 봐요

🔔 **따뜻한 겨울옷을 사러 왔어요. 겨울모자 1개, 겨울바지 1개, 목도리 2개를 샀어요. 모두 얼마인가요?**

겨울모자
15,000원

스웨터
35,000원

장 갑
10,000원

롱패딩
150,000원

겨울바지
45,000원

목도리
20,000원

12 같은 그림을 찾아봐요

같은 그림 찾기

집중력

 다양한 통조림이 많이 있어요. 같은 그림 두 개씩 두 쌍을 짝지어 보세요.

13 순서대로 기억해 봐요

순서 맞히기

기억력

🔔 **아래 그림과 순서를 잘 관찰하여 기억해 주세요. 뒷장에 퀴즈가 있습니다.**

 40초가 지났어요. 천천히 페이지를 넘겨 보세요.

🔍 **퀴즈** 앞서 관찰한 그림을 순서대로 잘 배열한 것은 어느 것일까요?

①

②

③

④

14 초성을 보고 낱말을 맞혀 봐요

초성 게임

언어력

 두 가지 동물 이름의 초성이 있어요. 아래 초성을 보고 동물 이름을 맞게 써 보세요.

ㄷ ㄷ ㅈ

ㄱ ㅅ ㄷ ㅊ

🔔 알록달록 물감으로 예쁜 그림을 그려 볼까요? 서로 다른 세 곳을 찾아 ○해 보세요.

탑클래스
두뇌발전소

다른 세 곳의 어느 부분이 어떻게 다른지 말해 봐요.

탑클래스
두뇌발전소

두뇌 휴식을 위한
명언 명상

명언 명상은 자연의 소리와 함께
명언을 들으며 두뇌를 휴식하는 명상입니다.
방 안의 불을 켜면 어둠은 자연히 일시에 사라지듯,
명언을 3번 반복해서 듣는 동안 마음은 밝아지고, 편안해집니다.
명상을 하면 뇌파는 알파파, 세타파로 변하여
통찰력, 기억력 등 모든 두뇌의 능력이 향상됩니다.

🪷 명상하기

1

편안한 자세로 척추를 펴고 앉습니다.
허리와 어깨의 긴장을 풀어 봅니다.
앉는 자세가 힘드신 분은 눕거나
기대서도 좋습니다. 누워서 하시는 분은
잠들지 않도록 유의합니다.

2

고개를 앞, 뒤, 좌우로 천천히 돌려
목의 긴장을 풉니다. 눈을 살며시 감고,
눈썹과 눈썹 사이 미간의 긴장을
풀어 봅니다.

3

온몸을 편안하게 이완하는 심호흡을
해 봅니다. 코로 숨을 깊이 들이쉬고,
입으로 숨을 천천히 내쉽니다.
코로 숨을 들이쉴 때는 아랫배가 나오고,
입으로 숨을 내쉴 때는 아랫배가
들어갑니다. 3번 반복합니다.
심호흡 후엔 자연스럽게 호흡합니다.

4

자연의 소리와 함께 명언을 들으며
휴식해 봅니다. 명언을 들을 때
잡념으로 인해 집중되지 않더라도
상관하지 않습니다. 알아차리는 순간,
다시 명언을 듣는 데 집중할 뿐 따로
생각을 없애려 하지 않습니다.

5

명언을 기억하려 노력하지
않아도 됩니다. 3번 반복을
통해 지혜는 밝아지고, 자연히
두뇌가 휴식합니다.

6

처음엔 하루 1개의 명언 명상도 좋습니다.
내가 부담 없이 편안히 할 수 있는
시간부터 조금씩 늘려 갑니다.
한 번에 긴 시간을 불규칙적으로
하기보다 매일 짧은 시간이라도
규칙적으로 하는 것이 더 효과적입니다.

오늘의 명언

사람들은 시간이 모든 것을
바꾸어 준다고 말하지만,
실제로는 당신 자신이 모든 것을
바꾸어야 한다.

– 앤디 워홀(Andy Warhol)

2

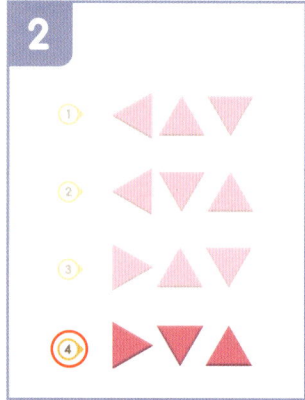

3 소식 → 식용유 → 유치원 등

4 빵, 토마토, 치즈, 피클 등

6 양파 미나리

7

8

9

10
① 행복
② 복사기
③ 기차 등

11
1 182,500원
2 10,000원

12

13 너구리 고양이

14

15 25, 31

21 22 23 24
26 27 28 29
30 32 33 34

P 56

2

초록   노랑   빨강

(빨강)   파랑   초록

빨강   노랑   파랑

(노랑)   파랑   (초록)

 3개

3 🔔 4개

4 🔔 수화기 → 기호 → 호랑이 등

6

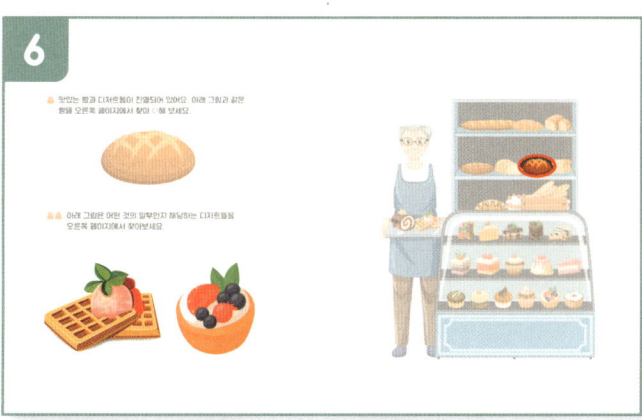

7

1️⃣ 호랑이, 코끼리, 원숭이 등

2️⃣ 바나나, 복숭아, 오렌지 등

8

9

10 🔔 ① 의자 ② 자전거 ③ 거실 등

11 🔔 7, 40, 22

12

13

14 🔔 설날 세배

ㅅ ㄴ
설 날

ㅅ ㅂ
세 배

15

2

① 257
② **527**
③ 257
④ 527

3

🔔 위기 → 기자 → 자리 등

4

6

🔔 사마귀 메뚜기

ㅅㅁㄱ
사 마 귀
ㅁㄸㄱ
메 뚜 기

7

8

9

10

🔔 ① 선수
② 수영장
③ 장화 등

우 선
수 영 장
화

11

12

13

🔔 참외 오렌지

ㅊ ㅇ
참 외
ㅇㄹㅈ
오 렌 지

14

🔔🔔 다이아몬드, 에메랄드 등

15

🔔 78, 86

71 72 73 74
75 76 77 79
80 81 82 83
84 85 87 88

☕ 82

2

보라 노랑 노랑
파랑 빨강 보라
빨강 파랑 초록
초록 초록 보라

☕ 2개

3

4

🔔 우산 → 산책 → 책상 등

6

7

1 장미, 국화, 목련 등

2 오이, 호박, 고추 등

8

9

10

🔔 ① 개미
② 미용실
③ 실화 등

11

🔔 100,000원

15,000원+45,000원+40,000원
=100,000원

12

13

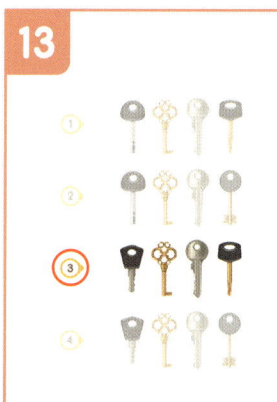

14

🔔 두더지
고슴도치

ㄷㄷㅈ
두 더 지
ㄱㅅㄷㅊ
고 슴 도 치

15

참고 자료

<가장 쉬운 탑클래스 치매예방 첫걸음 1, 2> 탑클래스 두뇌발전소 지음, 동양북스, 2022
<뇌내혁명> 하루야마 시게오 지음, 오시연 번역, 중앙생활사, 2020
<당신이 플라시보다> 조 디스펜자 지음, 추미란 번역, 샨티, 2016
<스트레스의 힘> 켈리 맥고니걸 지음, 신예경 번역, 21세기북스, 2015
<왓칭1> 김상운 지음, 정신세계사, 2011
<늙는다는 착각> 엘렌 랭어 지음, 변용란 번역, 유노북스, 2022
<미라클> 이송미 지음, 비타북스, 2020
<마음의 기적> 디팩 초프라 지음, 도솔 번역, 황금부엉이, 2018
<치매예방을 위한 두뇌성형> 권준우 지음, 푸른향기, 2020
<치매 쇼크 치매 혁명> KBS 생로병사의 비밀 제작팀 지음, 에이엠스토리, 2021
<유대인 생각 사전> 김영환 지음, 행북, 2018
<인디언의 지혜와 잠언> 다봄편집부 지음, 다봄, 2020
<명언의 탄생> 김옥림 지음, 팬덤북스, 2014
<고전명언 마음수업> 임성훈 지음, 스노우폭스북스, 2021
<명언으로 읽는 100명의 인생철학> 김옥림 지음, 창작시대사, 2022
<아들에게 전해주는 인생 명언 365+1> 윤태진 지음, 다연, 2022
<바로보인 도가귀감> 휴정 서산대사 지음, 대원 문재현 선사 역저, 문젠, 2017
<바로보인 유가귀감> 휴정 서산대사 지음, 대원 문재현 선사 역저, 문젠, 2017

https://www.onday.or.kr/wp/?cat=3 (따뜻한 하루 감성편지)
https://blog.naver.com/utimegps/70008004901

인지건강을 위한 두뇌 훈련 _ 겨울편 3

초판 인쇄 | 2024년 11월 29일
초판 발행 | 2024년 12월 10일
지은이 | 탑클래스 두뇌발전소·대한치매협회
발행인 | 김태웅
기획 | 김귀찬
편집 | 유난영
디자인 | 디자인플러그
마케팅 총괄 | 김철영
온라인 마케팅 | 김은진
제작 | 현대순
발행처 | (주)동양북스
등 록 | 제 2014-000055호
주 소 | 서울시 마포구 동교로22길 14 (04030)
구입 문의 | 전화 (02)337-1737 팩스 (02)334-6624
내용 문의 | 전화 (02)337-1763 이메일 dymg98@naver.com

ISBN 979-11-7210-904-2 (03690)

http://www.dongyangbooks.com